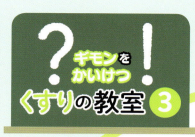

くすりと体の関係は？

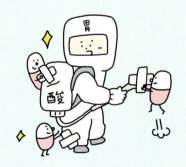

保育社
HOIKUSHA

目次

❸ くすりと体の関係は？

PART 1　知ってる？薬の効くメカニズム …… 11
- 体のしくみや細菌などに働きます …… 12
- 細胞(さいきん)の受容体に働くってどういうこと？ …… 14
- 酵素(こうそ)に働くってどういうこと？ …… 16
- 細菌(さいきん)に直接働くってどういうこと？ …… 18
- COLUMN　細胞(さいぼう)は体内のミクロワールド …… 20

PART 2　よくある症状(しょうじょう)にはどんな薬を使う？ …… 21
- それぞれに適切な薬があります …… 22
- 風邪(かぜ) …… 24
- COLUMN　最前線で体を守る！ 鼻・のどの役割 …… 27
- インフルエンザ …… 28
- 頭痛 …… 30
- 生理痛 …… 32
- おなかの症状(しょうじょう)を見る前に…… 健康な胃腸を見てみよう …… 34
- 胃もたれ …… 36
- 胃痛 …… 38
- 下痢(げり) …… 40
- 便秘 …… 44
- COLUMN　下痢(げり)・便秘の予防はどうしたらいい？ …… 47

この本を読む前に……	4
この巻では、薬と体の関係について学ぶよ！	10
索引	76

花粉症	48
アレルギー	50
乗り物酔い	52
目の疲れ	54

PART 3　皮膚の症状やケガにはどんな薬を使う？ …55

皮膚やケガの状態を確認して選びます	56
皮膚の症状を見る前に…… 健康な皮膚を見てみよう	58
湿しん・かゆみ	60
にきび	62
ねんざ	64
すり傷・切り傷	66
やけど	68
● がんにはどんな薬を使う？	70
● 麻薬なのに、使っていいってどういうこと？	74

※この本の内容や情報は、制作時点（2017年11月）のものであり、今後変更が生じる可能性があります。

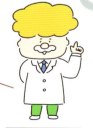

薬のことなら何でも知っている。薬剤師でもあるよ！

人の言葉を話すヘビのような、不思議な生き物。

薬のハカセ　　ハカセの助手

この本を読む前に……

自分の体調や健康について考えてみよう。

歯が痛い……

肩がこっている……

悩みはない

体が軽い

気分がふさぎがち

今、体調はどんな具合？

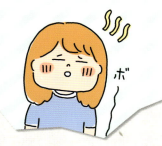

手がカサカサ

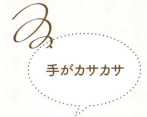

絶好調！

特に何もしない

医師に診てもらう

横になって休む

だるい！キミならどうする？

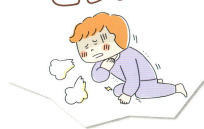

翌日の用事があるかどうかで対応を変える

薬を飲む

医師に診てほしいけど近くに医院がない……

何が正解、不正解というわけではないよ。キミなりの答えを考えたら、次のページへGO（ゴー）！

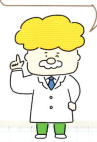

前のページのように、体のことや、体調が悪いときにどうしたらよいかを考えることは、「セルフケア」の1つだよ。

セルフケアとは

自分の体調をコントロールし、健康を保つために何をしたらよいか考え、実行すること。体調の悪いときにはどう治すのかを判断し、軽い不調は自分で治します。

最近、悪い菌やウイルスによる病気だけではなく、生活の乱れが原因となる病気が増えているよ。

病気のもととなる生活の乱れ

- 食事の栄養がかたよっている
- 1日3食食べていない
- 運動不足
- 睡眠不足

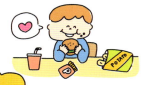
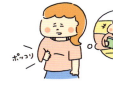

だから、セルフケアをすることは、とってもだいじなんだ。

セルフケアって、こういうこと。

ふだんから体調のコントロールはばっちり！

毎日たくさん寝ているよ！

しっかり食事も運動もしているよ！

でも、うまくできないと……

体調が悪くなる！	どう治すか自分で判断する！

 あれ？　なんだか バランスが悪いな  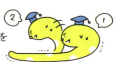 運動して バランス感覚を きたえよう

どこがおかしい？

 あれ？　なんだか しぼんじゃったな  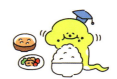 たくさん 食べよう

どうしたら治る？

 あれ？　しっぽが ちぎれかけてる！ 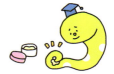 薬をぬろう

\ ほら、もとどおり /

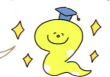

体も心も健康でいられるよう、セルフケアしていこう！

セルフケアの中でも、このように自分で薬を選んで使うことを、「セルフメディケーション」というよ。次のページでくわしく見てみよう。

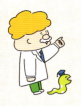

「セルフメディケーション」＝「全部自分でやる」ではない!?

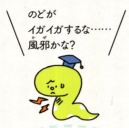

具合が悪いときに自分で薬を選んで使うのがセルフメディケーション。でも、薬はまちがった使い方をすると、治すどころか、もっと悪くすることもあるよ。

だから必ず、医師や薬剤師に相談！　どんな薬がよいか、またその薬の使い方など、アドバイスをもらおう。わからないことをそのままにしたり、自分の思いこみだけで選んだり、使ったりしてはいけないよ。

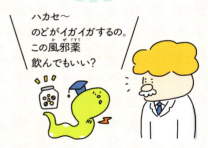

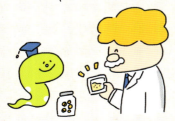

自分で薬を選んで使うといっても、ひとりですべてやるわけじゃない。医師や薬剤師に相談しながら判断して治すのが、セルフメディケーションなんだ。

どうやるの？　セルフメディケーション

ふだんからやっておくこと

1
自分の体のことをよく知り、日々の体調をチェックして、自分の健康状態を知る。

（ 体調チェックとは ）

- ☐ 体重変化、気にしている？
- ☐ 自分の平熱、知っている？
- ☐ 便はちゃんと出ている？
- ☐ よく眠れている？

…など

2
健康や病気について、知識を身につける。

（ 知識とは ）

- ☐ 体について知る
- ☐ 病気について知る
- ☐ 薬について知る

具合が悪くなったら

医師や薬剤師に相談してアドバイスをもらい、薬を選んで使う。

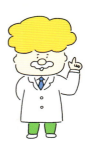

自分に合う薬を選んで正しく使うには、薬や体についての知識が欠かせないんだ。だから、この本で学んでいこう！

この巻では、薬と体の関係について学ぶよ！

　具合が悪いときには、体の中で異常が起こっています。そんなとき薬はどんなふうに私たちをサポートしてくれるのでしょうか。この巻では、特に私たちがかかりやすい病気・症状やケガに焦点を当てて、具合が悪いときの体のようすや、それに対してどんな薬がどんなふうに働くのかという「？」を「！」していきます。1・2巻で見てきたようにさまざまに工夫された薬が、正しく安全に使われるとどんな活躍をするのか、見ていきましょう。

日本くすり教育研究所
加藤哲太

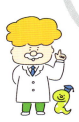

やっつける？

おりゃー‼

体を働かせる？

がんばれ‼

PART
①

知ってる？
薬の効くメカニズム

体を癒す？

よくな〜れ♪

体の働きを止める？

その働き
ストップ‼

ハッ

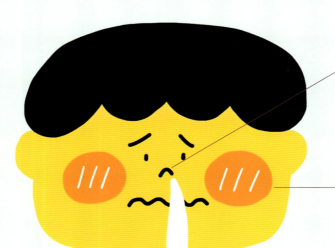

体のしくみや

薬は体の中に入り、ふだんどおりに動いていないところや、体の中で悪さをしている細菌(さいきん)に働いて、体が回復するのを助けています。

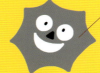

―― 細胞の受容体に働く
→14～15ページ

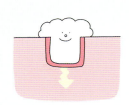
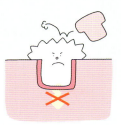

―― 酵素に働く
→16～17ページ

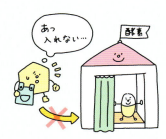

細菌などに働きます

―― 細菌に直接働く
→18～19ページ

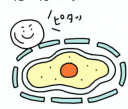
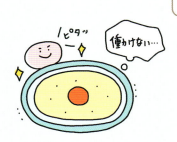
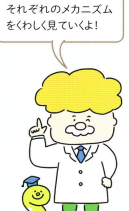

それぞれのメカニズムをくわしく見ていくよ！

細胞の受容体に働くってどういうこと？

1 知ってる？薬の効くメカニズム

多くの薬は、細胞の受容体に働くようにつくられています。それは実際、どのようなメカニズムなのでしょうか。

受容体って何だろう？

受容体は、人の細胞にあるたんぱく質です。もともと体の中には、それぞれの細胞に指令を与えるさまざまな「伝達物質」があり、それらが受容体にくっつくことで、「○○しなさい」という指令が細胞に伝わります。その指令を受けて、細胞は働きます。

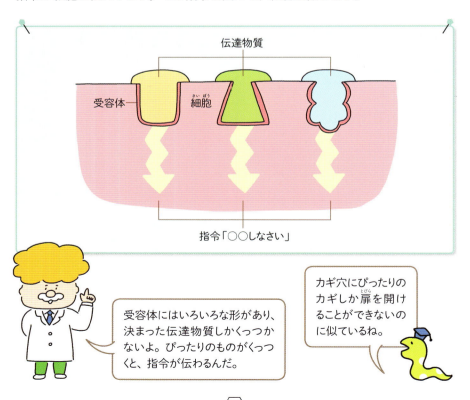

受容体にはいろいろな形があり、決まった伝達物質しかくっつかないよ。ぴったりのものがくっつくと、指令が伝わるんだ。

カギ穴にぴったりのカギしか扉を開けることができないのに似ているね。

薬はどんなふうに働く？

受容体に働く薬は、受容体と伝達物質がくっつくしくみを利用しています。薬は伝達物質に似てつくられており、ターゲットとなる細胞の受容体にぴったりとくっつきます。そこで、もともとの細胞の働きをうながしたり、伝達物質が入らないようにして細胞の働きを止めたりすることで、効き目を現します。細胞の働きをうながすものを「作用薬」、働きを止めるものを「拮抗薬」といいます。

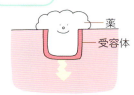

「細胞、〇〇しなさい」

薬がくっつくことで、指令が伝わり、細胞の働きをうながす。

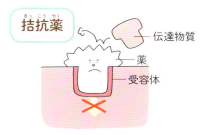

「伝達物質、入っちゃダメ！」

伝達物質がくっつくのを防いで指令が出ないようにし、細胞の働きを止める。

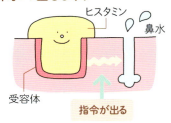

鼻水を例に見てみよう

鼻水を止める薬は、拮抗薬だよ。OTC医薬品のほとんどは拮抗薬なんだ。

鼻水の出るしくみ

鼻の粘膜にある受容体に「ヒスタミン」という伝達物質がくっつくと、指令が伝わり、鼻水が出る。

薬の働き

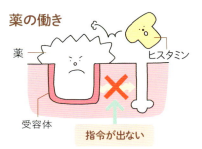

鼻水の薬は、受容体にくっついて、ヒスタミンが受容体にくっつくのをブロックすることで、鼻水をおさえる。

1 知ってる？薬の効くメカニズム

酵素に働くってどういうこと？

受容体に働く薬の他に、体内の酵素に働く薬も多くあります。酵素とは何なのか、酵素に働くとはどういうことなのか、見てみましょう。

酵素って何だろう？

人の体の中では、さまざまな化学反応が起こっています。例えば、食べ物として取りこんだでんぷんやたんぱく質、脂肪などの栄養素を胃や腸で分解したり、肝臓で毒物を分解したりする反応です。それらの化学反応を進めているのが、酵素です。酵素に物質が入ると、すばやく化学反応が起き、物質は別のものに変化します。

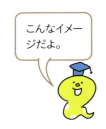

こんなイメージだよ。

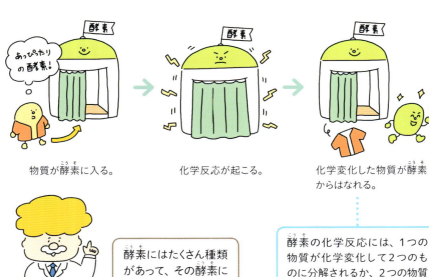

物質が酵素に入る。　　化学反応が起こる。　　化学変化した物質が酵素からはなれる。

酵素にはたくさん種類があって、その酵素にぴったりの物質だけ、入ることができるんだ。

酵素の化学反応には、1つの物質が化学変化して2つのものに分解されるか、2つの物質が合成されて1つのものができるかの2パターンがある。

薬はどんなふうに働く?

酵素に働く薬は、物質が酵素に入って化学反応することを防ぎます。それによって、体にとって必要な物質の量を保ったり、体にとってよくない影響を与える物質ができないようにします。

その他、酵素の量を増やす薬もあるよ。

痛みや熱を例に見てみよう

痛み・熱の発生のしくみ

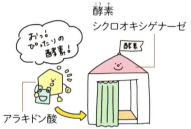

アラキドン酸がシクロオキシゲナーゼという酵素に入り、化学反応が起こる。

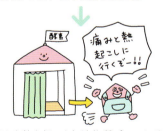

痛みや熱を起こす伝達物質プロスタグランジンができる。

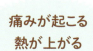

痛みが起こる
熱が上がる

薬の働き

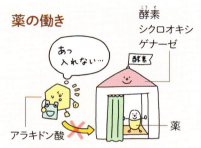

薬が酵素に入ることで、アラキドン酸が酵素に入らないようにする。

↓

痛まなくなる
熱が上がらなくなる

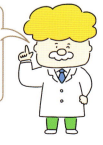
痛みや熱は、「プロスタグランジン」という伝達物質が関係しているので、薬はそれをつくる酵素に働くんだ。

1 知ってる? 薬の効くメカニズム

1 知ってる？薬の効くメカニズム

細菌に直接働くってどういうこと？

細菌が原因で体の具合が悪くなったときには、それらに直接働きかける薬を使うこともあります。

細菌って何だろう？

細菌は、1つの細胞からできている微生物です。栄養と水、気温など、細菌にとってよい環境があれば、どんどん増えていきます。細菌は、身の回りのいたるところにたくさんいます。細菌には、人に害のあるものとないものがあり、害のあるものは、鼻や口、傷口などから体内に入りこみ、具合が悪くなる原因となります。おもな病気や症状には、食中毒、中耳炎、ぼうこう炎、傷口の化のうなどがあります。

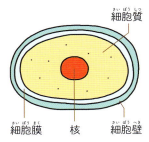

細胞壁という殻があり、2つに分裂することでどんどん増えていく。核には「核酸」という物質が含まれている。

細菌は0.001mmくらいの大きさだよ！

細菌の形いろいろ

細菌には、大きく分けると3つの形があります。
丸い球菌、棒状あるいは筒状のかん菌、くるくると巻いているらせん菌です。

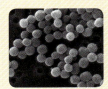
球菌

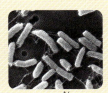
かん菌

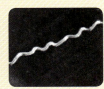
らせん菌

画像提供：
球菌、かん菌／
食品安全委員会
らせん菌／
国立感染症研究所

薬はどんなふうに働く?

細菌に直接働く薬を「抗菌薬」といいます。抗菌薬は、細菌の細胞壁をこわして殺したり、細菌の働きを止めて増えないようにします。

1 細胞壁をこわす

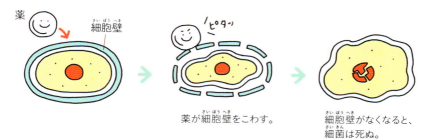

薬が細胞壁をこわす。

細胞壁がなくなると、細菌は死ぬ。

2 細菌の働きを止める

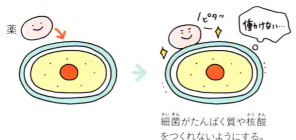

細菌がたんぱく質や核酸をつくれないようにする。

細菌は、たんぱく質や核酸がないと増えることができないんだ。

ウイルスに働く薬もある?

病気の中には、ウイルスが原因で起こるものがあります。ウイルスは細菌とは異なり、自ら増えることはできず、生き物の細胞に入りこみ、その生き物のエネルギーを使って増えていきます。

ウイルスが原因の病気には、インフルエンザやはしか、風しん、水ぼうそうなどがあります。インフルエンザには「抗インフルエンザ薬」という、インフルエンザウイルスが増えるのをおさえる薬がありますが、他の病気はワクチンで予防するか、病気にかかったら症状を和らげる薬を使います。ウイルスが原因の病気に抗菌薬を使っても、効果はありません。

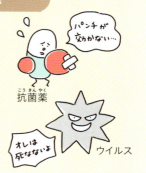

① 知ってる? 薬の効くメカニズム

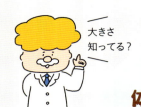

COLUMN
細胞は体内のミクロワールド

細胞は、体をつくっているいちばん小さなパーツです。どのくらい小さいのか、見てみましょう。

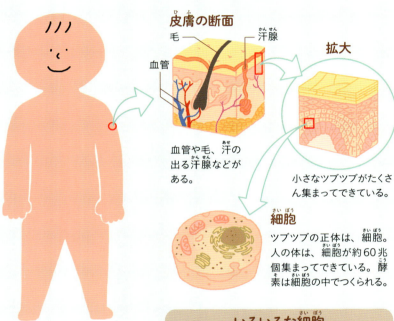

皮膚の断面
毛／汗腺／血管

血管や毛、汗の出る汗腺などがある。

拡大
小さなツブツブがたくさん集まってできている。

細胞
ツブツブの正体は、細胞。人の体は、細胞が約60兆個集まってできている。酵素は細胞の中でつくられる。

いろいろな細胞

細胞は、その役割によってさまざまな形をしている。

腸の粘液細胞*
粘液を出し、腸を守る。

白血球
細菌やウイルスをやっつける。

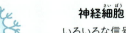

神経細胞
いろいろな信号を伝える。

＊粘液細胞は、さかずき細胞とも呼ばれます。

豆知識
細胞の大きさはだいたい0.01mmくらい。薬はそのように小さなところに働きかけているのです。少しでもまちがいがあると体が正常に動かなくなってしまうため、とても精密につくられています。

風邪(かぜ)には？

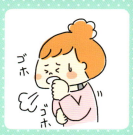

花粉症(かふんしょう)には？

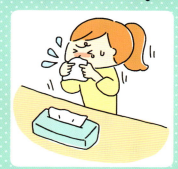

PART 2

よくある症状(しょうじょう)には どんな薬を使う？

下痢(げり)には？

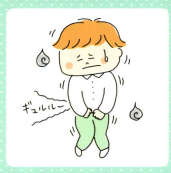

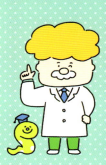

生理痛には？

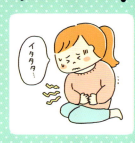

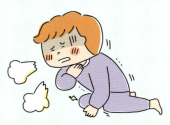

インフルエンザ
→28〜29ページ

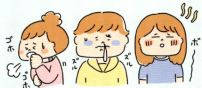

風邪
→24〜26ページ

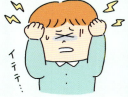

頭痛
→30〜31ページ

それぞれに適切

同じ症状の薬でも、薬によって含まれている成分が異なります。体調が悪いときの体の状態を知り、そのときの状態にいちばん合う成分を含んだ薬を選びましょう。

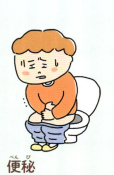

便秘
→44〜46ページ

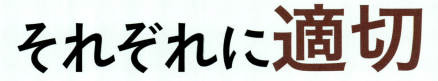

花粉症
→48〜49ページ

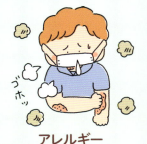

アレルギー
→50〜51ページ

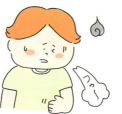
胃もたれ
→36〜37ページ

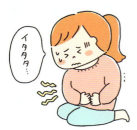
生理痛
→32〜33ページ

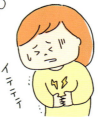
胃痛
→38〜39ページ

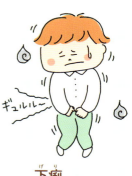
下痢
→40〜43ページ

な薬があります

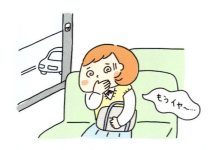
乗り物酔い
→52〜53ページ

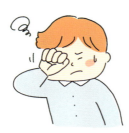
目の疲れ
→54ページ

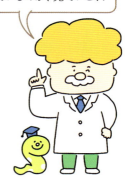

次のページから、それぞれの症状のとき体がどうなっているのか、薬はどんなふうに効いているのか、見ていこう！

2　よくある症状にはどんな薬を使う？

風邪

ウイルスや細菌が鼻やのどから体の中に入りこんで起こります。熱やせき、たん、鼻水、のどの痛みなどの症状が出ます。

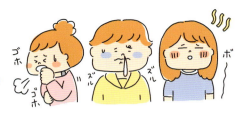

風邪のとき、体はどうなっている？

　風邪の症状は、ウイルスや細菌が悪さをしているのではなく、体がウイルスや細菌をやっつけようとして起こります。

鼻
侵入してきたウイルスなどの刺激で粘膜がはれ、鼻づまりになる。ウイルスなどをからめとって外に出そうとして鼻水が出る。

脳
のどや鼻からの刺激を受け、せきを出したり体温を上げたりするように指令を出す。

のど
侵入してきたウイルスなどの刺激で粘膜がはれ、痛くなる。ウイルスなどをからめとった粘液はネバネバのたんになる。

熱

鼻水・鼻づまり

せき・たん

のどの痛み

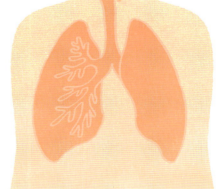

体温が上がって熱が出るのは、熱に弱いウイルスの活動をおさえるためなんだよ。

どんな薬を使う？

いわゆる「風邪薬」と呼ばれるものは「総合感冒薬」といい、いろいろな成分が入っていて、風邪のさまざまな症状に効きます。その他、「鼻水に」「熱に」など、それぞれの症状に特に効く薬もあるので、成分を見て症状に合うものを選びましょう。

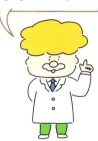

効く成分は、その症状によく効く成分が示されているよ。薬を選ぶときの参考にしてね。

2 よくある症状にはどんな薬を使う？

熱

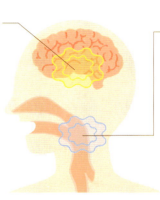

脳からの指令を止める
熱を上げる指令を出している視床下部に働きかけ、指令を止める。

効く成分
- アセトアミノフェン

発熱をうながす物質ができないようにする
ウイルスや細菌の刺激によって「プロスタグランジン」という伝達物質ができ、それが脳で働いて熱が出るので、プロスタグランジンができないように働きかける（くわしくは17ページ）。

効く成分
- アスピリン
- イブプロフェン
- ロキソプロフェン

鼻水、鼻づまり

「鼻水を出せ」という指令を止める
ウイルスや細菌の刺激によってできた「ヒスタミン」という伝達物質が鼻の細胞にくっつくと、それが指令となって鼻水が出るので、ヒスタミンが鼻の細胞にくっつかないようにする（くわしくは15ページ）。

効く成分
- クロルフェニラミンマレイン酸塩

鼻水を出させる物質ができないようにする
ヒスタミンができないように働きかける。

効く成分
- クロモグリク酸ナトリウム

鼻づまりをおさえる
粘膜のはれは血管が広がって起こるので、神経に働きかけて血管を縮める。

効く成分
- プソイドエフェドリン塩酸塩

2 よくある症状にはどんな薬を使う？

せき・たん

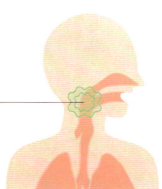

気道を広げる
のどの筋肉をゆるめ、空気の通るところを広くする。
効く成分
- dl-メチルエフェドリン塩酸塩

たんをとかす
たんをとかし、せきで外に出しやすくする。
効く成分
- ブロムヘキシン塩酸塩

脳からの指令を止める
「せきを出せ」という指令が起きないようにする。
効く成分
- ジヒドロコデインリン酸塩

たんのねばりを通常にもどす
たんをサラサラにし、せきで外に出しやすくする。
効く成分
- L-カルボシステイン

粘液を増やす
粘液を増やすことで、それを外に出そうとする働きを活発にする。
効く成分
- アンブロキソール塩酸塩

のどの痛み

粘膜のはれをおさえる
細菌やウイルスの刺激によってできたはれをおさえる。
効く成分
- トラネキサム酸

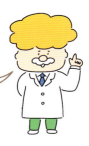

- 伝達物質「プロスタグランジン」＝熱、痛み、はれ、皮膚の赤み
- 伝達物質「ヒスタミン」＝鼻水、くしゃみ、かゆみ
……のように、1つの物質がいろいろな症状にかかわっているんだよ。

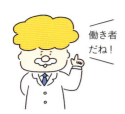

COLUMN
最前線で体を守る！鼻・のどの役割

もともと鼻やのどは、空気といっしょに異物が侵入してくる部分なので、いつも体を守るために働いています。

通常 ふだんの鼻やのどは……

鼻やのどの粘膜は、空気を吸ったときに入ってくる異物が直接体にふれないよう、常に粘液を出して体を守っています。粘液は異物をからめとり、外へ出します。

 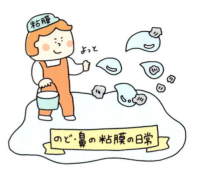

緊急事態 ウイルスや細菌の侵入を許してしまうと……

体はウイルスや細菌を撃退しようと大はりきり。鼻やのどの粘液を大量に出してウイルスや細菌をからめとり、鼻水やたんになります。そして、脳から指令を受けた呼吸筋によって、せきやくしゃみが出され、ウイルスや細菌を追いはらうのです。

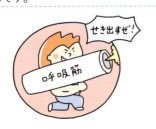
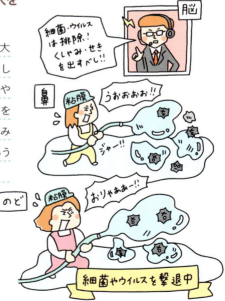

インフルエンザ

インフルエンザウイルスに感染することで起こります。症状は風邪と似ていますが、風邪よりも重く、症状が急激に進みます。

インフルエンザになると、どうなる?

体の中で起こっていることは風邪と同じですが、ウイルスの力が強いため、どの症状も重く出ます。関節や筋肉の痛みは、ウイルスに感染することで痛みのもととなる伝達物質プロスタグランジン(くわしくは17ページ)ができて起こります。

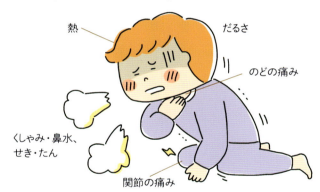

風邪とインフルエンザ、どうちがう?

風邪		インフルエンザ
ゆっくり	症状の出方	急
37度台前後	熱の高さ	38度以上
痛むこともある	関節や筋肉	強く痛む
弱い	悪寒	強い
最初から出る	鼻やのどの症状	熱などの全身症状に続いて起こる
弱い	感染力(人へのうつりやすさ)	強い

どんな薬を使う?

インフルエンザウイルスは、人の細胞に入りこんでどんどん増えていきます。薬は、人の細胞にウイルスが出入りできないようにします。

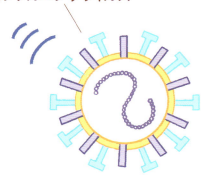

インフルエンザウイルス

ウイルスの外側の突き出ている部分が細胞に出入りするときに働くため、薬でその働きをおさえる。

細胞

効く成分
- オセルタミビル
- ザナミビル
- ラニナミビル
- ペラミビル

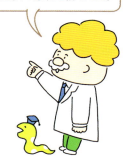

ウイルスをやっつけるわけではなく、ウイルスがたくさん増える前に薬を使うことで、症状の悪化を防ぐんだ。

インフルエンザにも種類がある

インフルエンザウイルスには3種類あり、年ごとに、また国や地域で流行する型が異なります。

A型
激しい症状が出やすく、毎年世界的な流行を起こす。ウイルスは、形を変えてどんどん進化していくのが特徴。

B型
風邪の症状に近い。また、下痢や腹痛をあわせて起こす人が多い。ほぼ毎年流行するが、規模は小さい。

C型
鼻水などの軽症で済む。幼児に感染しやすいが、一度かかって免疫がつけば、再びかかることはほぼない。

2 よくある症状にはどんな薬を使う？

頭痛

ストレスや疲れ、寝不足、寝すぎ、長時間同じ姿勢でいることなどが原因で、頭が痛くなる症状です。

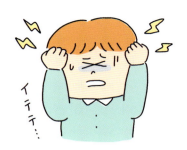

頭痛のとき、体はどうなっている？

頭痛は、大きく分けると、片頭痛と緊張型頭痛の2種類があります。

片頭痛
脳の血管が広がり、脳の神経を刺激することで起こるといわれている。ズキズキとした痛みで、光や音に敏感になったり、はき気がしたり、頭を動かすと特に痛んだりするのが特徴。

緊張型頭痛
頭や首などの筋肉がかたくなり、血管が縮む。すると筋肉がさらに緊張して神経を刺激し、痛みが起こるといわれている。じわじわとしめつけられるような痛みが特徴。肩こりをともなうことが多い。

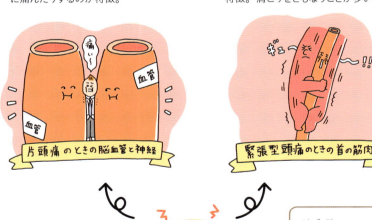

片頭痛のときの脳血管と神経　　緊張型頭痛のときの首の筋肉

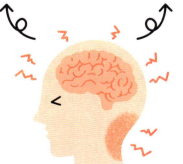

片頭痛は、脳の「三叉神経」というところに関係しているといわれているけれど、確かではないんだって。

どんな薬を使う?

痛みをおさえる薬は鎮痛剤や痛み止めと呼ばれます。痛みをおさえる薬には、痛みにかかわる伝達物質プロスタグランジン(くわしくは17ページ)ができないようにするものと、脳が痛みの信号を感じないようにするものがあります。

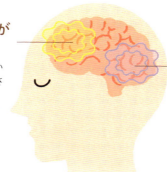

痛みにかかわる物質ができないようにする
プロスタグランジンができないように働きかけ、痛みをおさえる。

効く成分
- アスピリン ・イブプロフェン
- エテンザミド

脳が痛みを感じないようにする
痛みの信号が脳に伝わらないようにする。

効く成分
- アセトアミノフェン

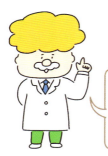

医療用医薬品には、片頭痛に特に関係するといわれる脳血管や神経にピンポイントで働く薬もあるよ。OTC医薬品で痛みをおさえられなかったら、診療所や病院に行って相談しよう。

ふだんからできる! 頭痛の予防法

頭痛は、生活習慣を改善することである程度予防できます。
片頭痛は、寝不足や寝すぎ、空腹などが原因となることがあります。片頭痛が起こりやすい人は、適度な睡眠時間を保ち、ごはんは朝昼晩3食、しっかり食べましょう。緊張型頭痛になる人は、首や肩の筋肉がかたまらないように、入浴や軽いストレッチなどで血行をよくして筋肉の緊張をほぐすことが重要です。
また、ストレスは頭痛の敵です。ストレスをためないように、たまってしまったときは上手に解消できるように、自分なりの方法を探しておきましょう。

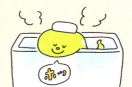

2 よくある症状にはどんな薬を使う?

2 よくある症状にはどんな薬を使う？

生理痛

生理のときに起こる、おなかをギューッと押されるような痛みです。生理のときはその他に、肩こりやむくみ、はき気、イライラ、のぼせ、眠気などの症状が起こることがあります。

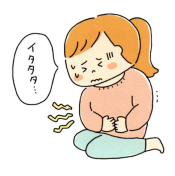

生理のしくみ

だいたい25〜28日の周期で女性に起こる生理（月経）。体はその周期で、下の図のような働きをくり返しています。

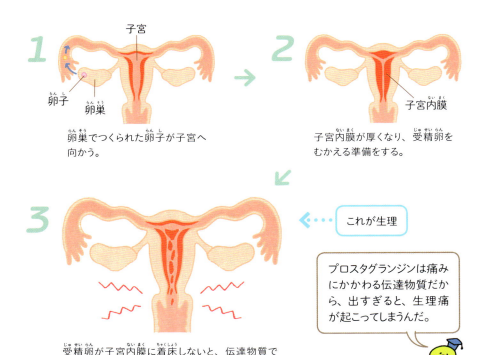

1 卵巣でつくられた卵子が子宮へ向かう。

2 子宮内膜が厚くなり、受精卵をむかえる準備をする。

3 受精卵が子宮内膜に着床しないと、伝達物質であるプロスタグランジン（くわしくは17ページ）が出て筋肉を縮め、子宮内膜を体外に押し出す。

これが生理

プロスタグランジンは痛みにかかわる伝達物質だから、出すぎると、生理痛が起こってしまうんだ。

どんな薬を使う?

プロスタグランジンができないようにする薬を使います。また、痛みの信号を脳が感じないようにする薬もあります。

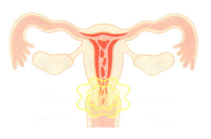

痛みにかかわる物質ができないようにする

プロスタグランジンができないように働きかけ、痛みをおさえる。

効く成分
- アスピリン ・イブプロフェン
- エテンザミド

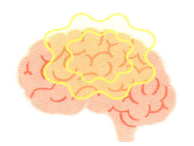

脳が痛みを感じないようにする

痛みの信号が脳に伝わらないようにする。

効く成分
- アセトアミノフェン

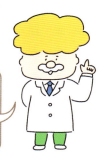

痛む場所はちがうけれど、頭痛にも生理痛にもプロスタグランジンがかかわっているから、効く成分が同じなんだ。

重い生理痛には別の病気がかくれていることも……

生理のたびに痛みが増す、出血量がいつもより多い、生理の期間が長引く、生理周期が不安定などの場合には、病気がかくれていることもあります。例えば、子宮にできものができる「子宮筋腫」や子宮内の組織が子宮以外の場所にできてしまう「子宮内膜症」などです。

生理痛が重く、OTC医薬品の鎮痛剤を使ってもあまり効き目が出ない人は、無理に我慢せず、一度診療所や病院で診察してもらいましょう。

2 よくある症状にはどんな薬を使う？

\ おなかの症状を見る前に…… /
健康な胃腸を見てみよう

おなかの症状といっていろいろありますが、よく関係するのは胃や腸です。そこでまず、健康なときの胃、腸の働きを見てみましょう。

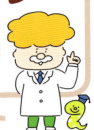

健康な胃

胃は、口から入ってきた食べ物を胃液と混ぜてドロドロにし、腸に少しずつ送り出しています。胃液は、胃酸、ペプシン、胃粘液からできています。

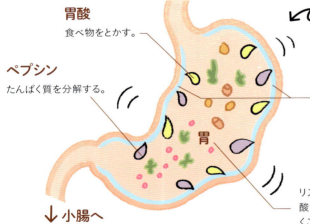

胃酸
食べ物をとかす。

ペプシン
たんぱく質を分解する。

胃粘液
胃酸やペプシンで胃がとけないように守っている。

リズミカルに動いて、食べ物と胃酸を混ぜる。また、ウネウネと動くことで、食べ物を腸に押し出す。

↓小腸へ

胃酸の出るしくみ

ガストリン、ヒスタミン、アセチルコリンという3つの伝達物質が、胃の壁細胞にある受容体にくっつくと、胃酸が出る。

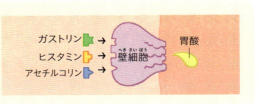

健康な腸

腸は、小腸と大腸に分かれています。小腸では胃から送られてきた食べ物から栄養分が吸収され、残りカスが大腸に運ばれて、便となって体外に出ます。

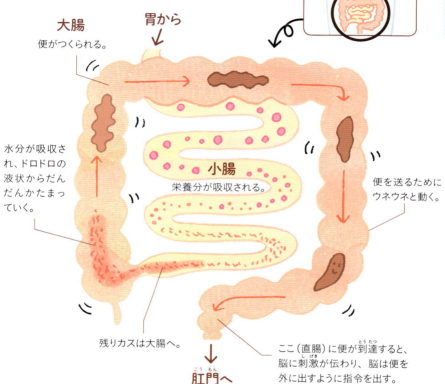

腸内には細菌がいっぱい

大腸の中には、約100兆個もの細菌がいます。善玉菌と呼ばれる菌は腸内をきれいにする働きがあり、悪玉菌と呼ばれる菌は、数が増えると下痢や食中毒の原因になります。健康な大腸では、善玉菌と悪玉菌のバランスがちょうどよくなっています。

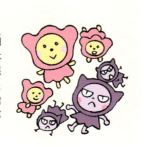

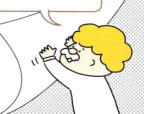

では、おなかの症状を見ていこう!

2 よくある症状にはどんな薬を使う?

胃もたれ

胃の働きが弱まり、食べものをドロドロにする作業が十分に行われず、胃に食べ物がずっと残っているような感じがする症状です。

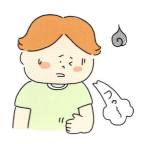

胃もたれのとき、体はどうなっている?

　食べすぎたり、肉やあげ物などのドロドロにするのに時間がかかるものを食べたりすると、胃の中に食べ物がとどまる時間が長くなります。また、もともとの体質やストレス、年齢などが原因で「ぜん動運動」という、胃がウネウネする動きが弱まると、食べ物がドロドロになり、腸に押し出されるのに時間がかかってしまいます。

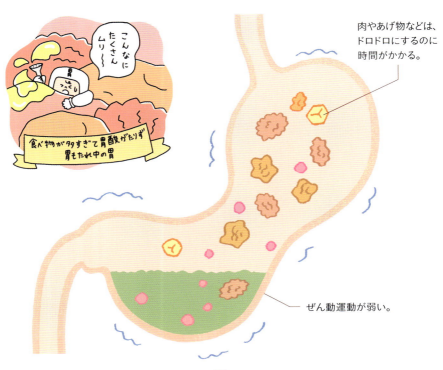

肉やあげ物などは、ドロドロにするのに時間がかかる。

ぜん動運動が弱い。

どんな薬を使う？

胃腸薬にはいろいろな種類がありますが、胃もたれには胃の働きを助けたり、活発にしたりする薬を選びます。

胃の働きを活発にする

胃の働き全体を活発にし、食べ物がドロドロになるようにうながす。

効く成分
- ウイキョウ
- ショウキョウ
- オウレン

この働きをする薬は「健胃剤（けんいざい）」と呼ばれるよ。

胃の機能を活発にする

ぜん動運動や胃液を出す機能を活発にすることで、食べ物がドロドロになるのを早める。

効く成分
- カルニチン塩化物

ぜん動運動は食道や腸にもある

食道や胃、腸は、筋肉をのび縮みさせることでウネウネと動く「ぜん動運動」をします。この動きにより、食べ物は体の中を移動していきます。

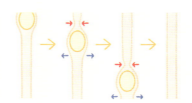

2 よくある症状にはどんな薬を使う?

胃痛

食べ物をとかす胃酸と、胃の粘膜を守る胃粘液のバランスがくずれることで起こります。シクシク、ズキズキとした痛みです。

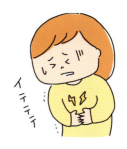

胃痛のとき、体はどうなっている?

ストレスなどで胃酸が出すぎると、胃粘液は胃の粘膜を守りきれず、粘膜は胃酸で傷ついてしまいます。逆に、胃粘液の量が減ってしまっても、粘膜を守りきれなくなるため、痛みが生じます。

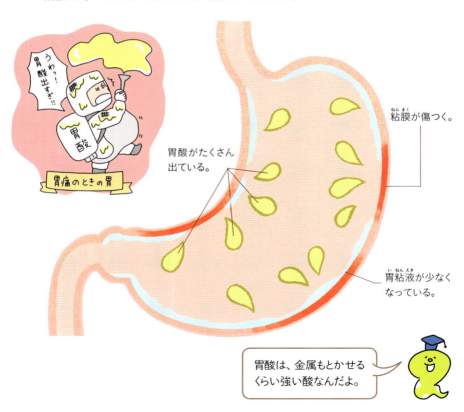

胃痛のときの胃

粘膜が傷つく。
胃酸がたくさん出ている。
胃粘液が少なくなっている。

胃酸は、金属もとかせるくらい強い酸なんだよ。

どんな薬を使う？

胃痛のときには、胃粘液に対して胃酸が多いため、胃粘液と胃酸のバランスを整えたり、傷ついた粘膜を修復したりする薬を使います。

酸を中和する

アルカリ性の薬が胃酸を中和し、粘膜への刺激を和らげる。

効く成分
- 炭酸水素ナトリウム

胃の働きすぎをおさえ、胃酸が出すぎないようにする

胃の筋肉とつながる神経に働きかけ、胃の働きをおさえて胃酸が出すぎないようにする。

効く成分
- ロートエキス

粘膜を修復する

粘膜を覆って酸から守ったり、傷ついた粘膜の修復を助けたりする。

効く成分
- セトラキサート塩酸塩
- 銅クロロフィリンナトリウム

胃酸が出ないようにする

胃酸が出るのにかかわる伝達物質（くわしくは34ページ）のうち、ヒスタミンが受容体に入らないようにブロックすることで、胃酸が出るのをおさえる。

効く成分
- ファモチジン
- ラニチジン塩酸塩 など

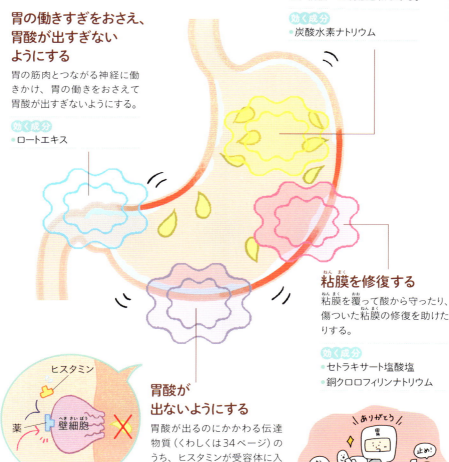

2 よくある症状にはどんな薬を使う?

下痢

便がやわらかくなったり液状になったりし、排便回数が増え、腹痛やおなかの不快感がある状態です。食あたりや食中毒など、食べたものによるものと、ストレスや暴飲暴食などによって起こるものがあります。

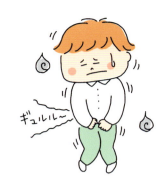

下痢のとき、体はどうなっている?

下痢のときは、大腸が正常に働かず、便をうまくつくれなくなっています。

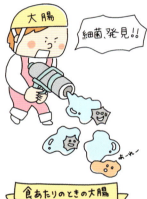

食あたりなどによる下痢

食べ物といっしょに細菌など、体によくないものが腸内に入る。

異物を体の外に出そうとして分泌液がたくさん出る。

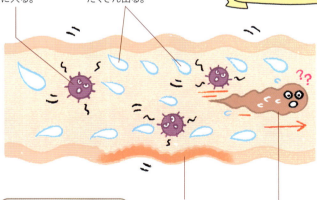

細菌などにより、粘膜が傷つく。

十分にかたまらないまま、便は体の外に排出される。

くさったものや、アレルギーのある食べ物を食べて起こる下痢だよ。

ストレスや暴飲暴食などによる下痢

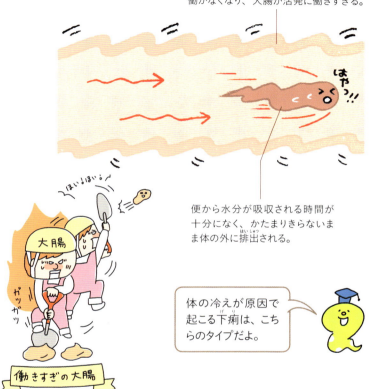

脳と大腸を動かす筋肉を結ぶ神経がうまく働かなくなり、大腸が活発に働きすぎる。

便から水分が吸収される時間が十分になく、かたまりきらないまま体の外に排出される。

体の冷えが原因で起こる下痢は、こちらのタイプだよ。

下痢のとき、ごはんは食べてもOK？

下痢のときは、脱水症状を防ぐために、湯ざましやスポーツドリンクなどで水分とミネラルを補給します。食事は、おかゆや野菜スープなど、胃腸に負担をかけないものにし、症状の改善に合わせて、少しずつ普通の食事にもどしていきましょう。

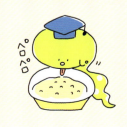

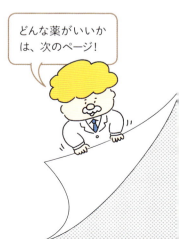

どんな薬がいいかは、次のページ！

2 よくある症状にはどんな薬を使う？

| 2 よくある症状にはどんな薬を使う？

どんな薬を使う？

下痢が起きている原因によって、飲むべき薬は変わります。原因を考え、薬の成分をよく確かめて、適した薬を選びましょう。

食あたりなどによる下痢

体に害のあるものを出そうとして起こっている下痢なので、大腸の運動をおさえるような薬を選ばないように気をつけましょう。

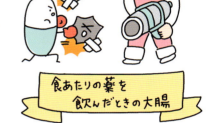

食あたりの薬を飲んだときの大腸

細菌をやっつける
腸内に侵入した細菌をやっつける。

効く成分
- ベルベリン塩化物水和物

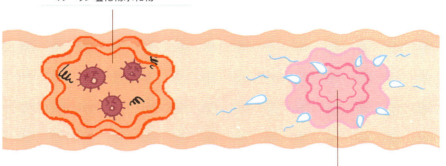

水分や粘液を吸いとる
細菌などの有害なものや水分、粘液などを吸いとる。

効く成分
- 天然ケイ酸アルミニウム
- 沈降炭酸カルシウム

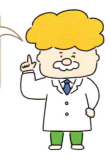

下痢は急に起こることがあるから、どこででも飲めるチュアブル錠が便利だよ。

42

ストレスや暴飲暴食などによる下痢

大腸が動きすぎていることが大きな原因なので、その動きを落ち着かせ、正常な動きにもどす薬をおもに使います。

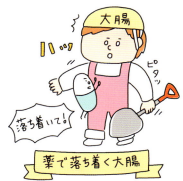

大腸の動きすぎをおさえる

大腸の筋肉につながる神経を落ち着かせ、大腸の動きを正常にする。

効く成分
- ロートエキス
- ロペラミド塩酸塩 など

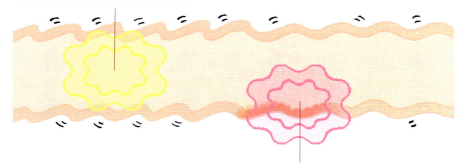

腸内の細菌バランスを整える

下痢のときには善玉菌よりも悪玉菌が増えてしまっているので、善玉菌を含む薬でバランス（くわしくは35ページ）を整える。

効く成分
- 乳酸菌類
- 納豆菌
- 酪酸菌

粘膜を保護する

大腸の中にあるたんぱく質と結びついて、大腸で起こる異常な刺激から粘膜を守る。

効く成分
- タンニン酸アルブミン
- 次硝酸ビスマス

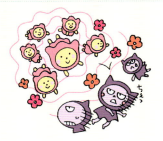

細菌バランスを整える薬は「整腸剤」と呼ばれるよ。両方のタイプの下痢に効くんだ！

> 2 よくある症状にはどんな薬を使う？

2 よくある症状にはどんな薬を使う？

便秘

便が3日以上出なかったり、便がかたい、少ない、または便が出きっていないように感じる症状のことです。

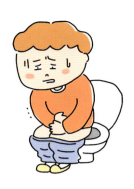

便秘のとき、体はどうなっている？

便が排出されずに、大腸の中にとどまってしまっています。大腸にとどまる時間が長いと、便からどんどん水分が吸収され、便は小さくかたくなり、体の外に出にくくなってしまいます。

便が大腸の中に残っていると、便をエサに悪玉菌が増え、腸の中の環境が悪化し、ガスが発生して、おなかが張ることもあります。

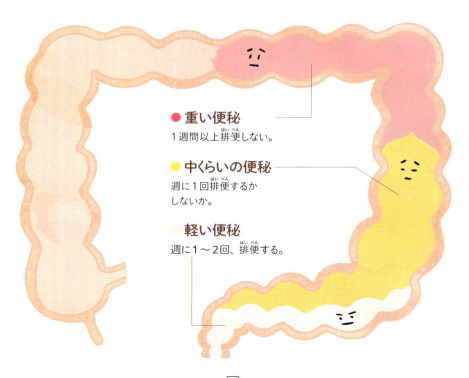

● 重い便秘
1週間以上排便しない。

● 中くらいの便秘
週に1回排便するかしないか。

● 軽い便秘
週に1～2回、排便する。

便秘にはいろいろな種類がある

よく起こりやすい便秘は、その原因と症状によって、大きく分けると3種類あります。症状に合う薬を使うために、自分の便秘がどの種類なのか把握することが重要です。

弛緩性便秘

大腸の緊張がゆるんで、便を押し出すぜん動運動が十分に行われず、便の水分がどんどん失われて、便がかたくなる。運動不足や水分不足、食物繊維不足、腹筋力の低下などが原因。

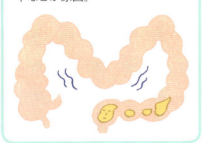

けいれん性便秘

大腸が緊張しすぎて、便がうまく運ばれず、コロコロとした便になる。精神的ストレスや環境の変化などが原因。

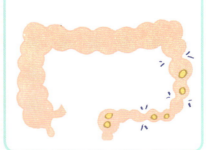

直腸性便秘

便が直腸に到達しても脳からの指令が出ず、便が大腸内にとどまってしまう。高齢者や寝たきりの人がなりやすい。その他、排便を我慢してしまうことも原因になる。

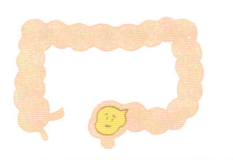

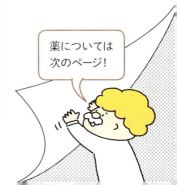

薬については次のページ！

2 よくある症状にはどんな薬を使う?

どんな薬を使う?

便秘には、便を出させる薬や大腸内の細菌バランスを整える薬などを使います。同じ薬を長い期間使うと、薬が効かなくなったり、自分で排便する力がなくなったりするので、働き方のちがう薬に変えたり、使う回数を少しずつ減らしたりなどする必要があります。

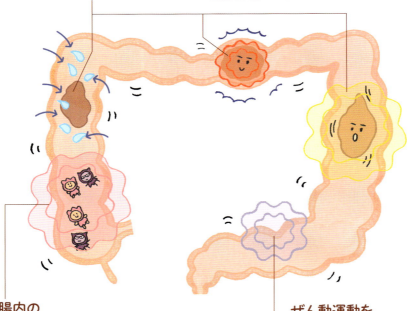

便をやわらかく大きくし、大腸内を通りやすくする
大腸内の水分を増やし、便がそれを吸収してやわらかく大きくなり、大腸内を通りやすくなるようにする。

効く成分
- 硫酸マグネシウム
- 酸化マグネシウム
- プランタゴ・オバタ種子
- ジオクチルソジウムスルホサクシネート

大腸内の細菌バランスを整える
善玉菌を増やすことで、悪玉菌とのバランスをとり、大腸の環境を改善し、正常な働きをするようにする。

効く成分
- 乳酸菌類
- 納豆菌
- 酪酸菌

ぜん動運動を活発にする
大腸を刺激して緊張を和らげ、ぜん動運動を活発にする。

効く成分
- センノシドカルシウム
- センナ

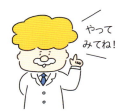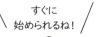

COLUMN
下痢・便秘の予防はどうしたらいい？

生活習慣が原因になることが多い下痢や便秘。
予防するには、まずふだんの生活を見直してみましょう。

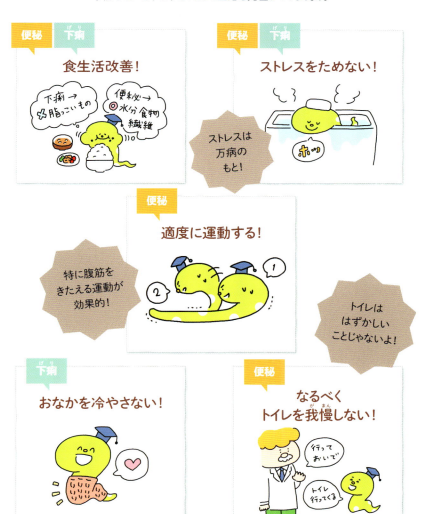

| ② よくある症状にはどんな薬を使う？

花粉症

アレルギー（くわしくは50ページ）の一種です。体内に入ってきた花粉に体が過剰に反応し、くしゃみや鼻水、鼻づまり、目のかゆみなどが起こります。

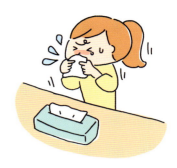

花粉症のとき、体はどうなっている？

花粉症は、花粉（アレルゲン）が体に入ってきてすぐに症状が起こるわけではありません。どのようなことが起こっているのか、メカニズムを見てみましょう。

1
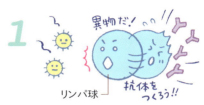

鼻やのど、目から花粉が入ってくると、体の中の「リンパ球」が、花粉とぴったり合う「抗体*」をたくさんつくる。

2
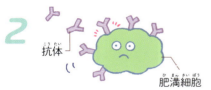

「抗体」は体の中の「肥満細胞」にくっつく。

3
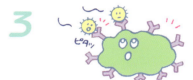

再び花粉が入ってくると、つくられていた「抗体」と花粉がぴったりくっつく。

4
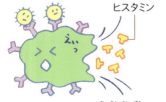

それが合図となり、肥満細胞から伝達物質ヒスタミンが放出される。

5
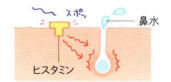

ヒスタミンが受容体にくっついて神経を刺激し、鼻水やくしゃみ、鼻づまり、かゆみが起こる。

＊抗体は、異物を体から除去するときに活躍します。全部で5種類のタイプがあり、それぞれ働き方が異なります。

どんな薬を使う？

　鼻水やくしゃみなどの原因となる伝達物質ヒスタミンが神経を刺激しないようにする薬や、ヒスタミンが肥満細胞から出てこないようにする薬が使われます*。

ヒスタミンが神経を刺激しないようにする

ヒスタミンが細胞の受容体に入ることで神経が刺激されるので、薬は受容体に入って、ヒスタミンが入らないようにブロックする（くわしくは15ページ）。

効く成分
- ジフェニルピラリン塩酸塩
- クロルフェニラミンマレイン酸塩
- ケトチフェンフマル酸塩
- メキタジン

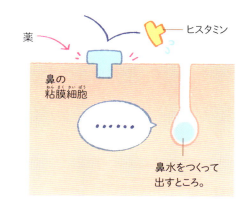

肥満細胞からヒスタミンが出てこないようにする

肥満細胞の細胞膜に働きかけ、花粉と抗体がくっついても、ヒスタミンが放出されないようにする。

効く成分
- クロモグリク酸ナトリウム

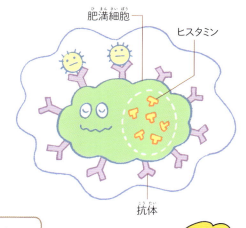

肥満細胞という名前だけど、太った人にあるわけじゃなく、細胞が太っているというわけでもないよ。だれにでもある細胞なんだ。

次のページで、アレルギーについて見てみよう。

*一般的に上の図の薬は「抗ヒスタミン剤」、下の図の薬は「抗アレルギー剤」と呼ばれています。

アレルギー

2 よくある症状にはどんな薬を使う？

体にくっついたり入ってきたりした花粉やほこり、食べ物などが原因で、湿しんやかゆみ、くしゃみやせき、腹痛などが起こります。

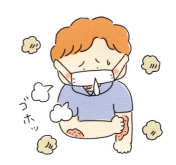

アレルギーは体の過剰反応

アレルギーにはさまざまな症状があります。どのアレルギーも、体に特別害のない物がくっついたり体内に侵入したりしたときに、体が過剰に反応して、それを追い出そうとしたりやっつけようとしたりして起こります。

> アレルギーの原因となる物質は「アレルゲン」というよ。おもなアレルギーとアレルゲンを見てみよう。

アレルギー性結膜疾患
- 症状：目のかゆみ、白目の充血など
- アレルゲン：花粉、ハウスダスト、ダニ、ペットの毛やふけなど

気管支ぜんそく
- 症状：息の通る「気管支」のはれによる呼吸困難など
- アレルゲン：ハウスダスト、ダニ、ペットの毛やふけなど

アトピー性皮膚炎
- 症状：関節の曲げのばしをする部分の湿しん、かゆみなど
- アレルゲン：花粉、ハウスダスト、ダニ、ペットの毛やふけなど

アレルギー性鼻炎
- 症状：鼻水、鼻づまり、くしゃみ
- アレルゲン：花粉、ハウスダスト、ダニ、ペットの毛やふけなど

食物アレルギー[1]
- 症状：湿しん、おう吐、下痢、せきなど
- アレルゲン：卵、牛乳、小麦、エビ、カニ、ピーナッツ、そばなどの食べ物

薬物アレルギー[1]
- 症状：湿しんなど
- アレルゲン：薬

[1] 湿しんや呼吸困難、おう吐など、複数の症状が現れる「アナフィラキシー」が起こることがあります。アナフィラキシーは、ハチの毒でも起こります。アナフィラキシーの場合は、すぐに診療所や病院へ相談しましょう。

どんな薬を使う?

アレルギーの症状には、ヒスタミンなどの伝達物質がかかわっているため、抗ヒスタミン剤や抗アレルギー剤（くわしくは49ページ）をおもに使います。それらと合わせて、「ステロイド」と呼ばれる薬もよく使われます。内用剤、外用剤など種類はさまざまで、アレルギーの起こった部分に応じて使い分けます。

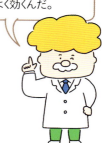

ステロイドは、皮膚の赤みやかゆみ、はれなどをその原因からおさえるから、他の薬よりもよく効くんだ。

ステロイドが入ったいろいろな種類の薬

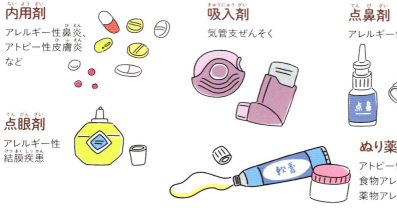

内用剤
アレルギー性鼻炎、アトピー性皮膚炎など

吸入剤
気管支ぜんそく

点鼻剤
アレルギー性鼻炎

点眼剤
アレルギー性結膜疾患

ぬり薬
アトピー性皮膚炎、食物アレルギー、薬物アレルギー＊2

ステロイドはこわい薬?

ステロイドは、悪いものに対抗する力「免疫」に影響し、細菌やカビに対する体の守りを弱くする、その他体のさまざまな働きに影響を与えるなどの副作用があり、「できれば使いたくない」という人もいるのではないでしょうか。しかし使い始めてから、副作用をおそれて、自分の判断で量を減らしたり急にやめたりすると、反対に症状を悪化させてしまうことがあります。

たしかに、ステロイドにははじめに示したような副作用がありますが、対処方法もあり、正しく使えばとてもよく効く薬です。むやみに使用をいやがらず、医師や薬剤師の指示を守って上手に活用しましょう。

＊2　薬物アレルギーの症状が出たら、ステロイドや他の薬を使う前に、まず医師や薬剤師に相談しましょう。

② よくある症状にはどんな薬を使う？

2 よくある症状にはどんな薬を使う？

乗り物酔い

車や電車、船、飛行機など乗り物のゆれによって起こる、めまいやはき気などの症状です。

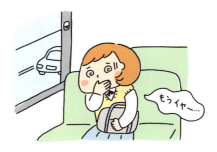

乗り物酔いはどのように起こる？

体のバランスの情報が脳に正しく伝わらず、脳が混乱して、体に指令をうまく出せなくなっています。

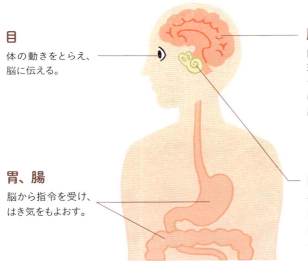

目
体の動きをとらえ、脳に伝える。

脳
目、内耳からの情報を処理しきれず、体に指令をうまく出せなくなる。胃腸には「はけ！」という指令を出す。

胃、腸
脳から指令を受け、はき気をもよおす。

内耳
体のバランスを感じるが、ゆれの情報を脳に伝えすぎたり、目がとらえた情報とずれていることを伝えてしまったりする。

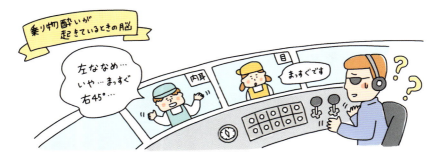

どんな薬を使う？

脳や内耳に働きかけ、めまいやはき気をおさえる「酔い止め」を使います。酔い止めは、乗り物に乗る30分～1時間前に飲むと、最も効果的ですが、酔ってから飲んでも効果は出ます。

脳から「はけ！」という指令が出ないようにする

指令は、伝達物質であるヒスタミンが細胞の受容体に入り、脳を刺激して起こるので、薬が受容体に入って、ヒスタミンが入らないようにブロックする（くわしくは15ページ）。

効く成分
- クロルフェニラミンマレイン酸塩
- メクリジン塩酸塩

胃腸の働きをおさえる

胃や腸とつながる神経に働きかけ、胃腸の働きをおさえる。

効く成分
- スコポラミン臭化水素酸塩水和物

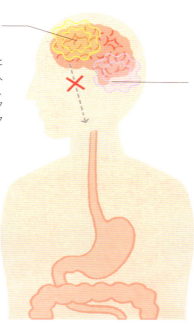

「酔わない！」と思えば酔わない!?

乗り物酔いは、以前に酔ったことがある経験からの不安な気持ちが原因で起こることもあります。また、乗り物のにおいなどで、酔った記憶がよみがえってしまうことも原因になるといわれています。

乗り物に乗るときは、「今日は酔わない！」「乗り物は楽しい！」とポジティブに考えることも、予防になります。

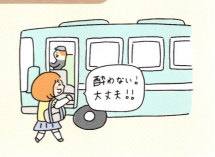

2 よくある症状にはどんな薬を使う？

2　よくある症状にはどんな薬を使う？

目の疲れ

長時間パソコンやスマートフォンなどの画面を見たり、度の合わないメガネやコンタクトレンズを使ったりすると、目の痛みや充血、かわきなどの他、頭痛や肩こりなどが起こります。

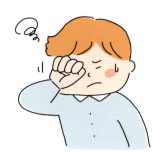

どうやって治す？

　目の疲れの症状は、像のピントを合わせるため、水晶体の厚さを変える働きをする毛様体筋が疲れてしまったり、目の表面を覆う水分が減って、ものが見えにくくなったりすることが原因で起こります。そこで、目の神経や筋肉の働きに欠かせないビタミンの入った薬を使ったり、目の周りをマッサージし、血行をよくしたりして、治します。

目のしくみ（横から見た図）

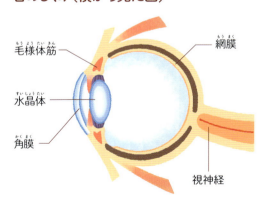

目は角膜と水晶体から映像を取りこみ、網膜に像を映してその情報を神経を通して脳に伝えています。

効く成分
- ピリドキシン塩酸塩
- トコフェロール酢酸エステル
- シアノコバラミン
- レチノールパルミチン酸エステル
- アスパラギン酸カリウム

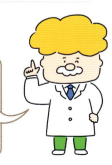

薬を使っても治らなかったり、コンタクトレンズを使っていて違和感が起こったりした場合は、薬に頼らず、すぐに眼科に行くようにしよう。

かゆみには？

ねんざには？
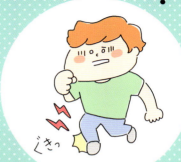

PART
③

皮膚の症状やケガにはどんな薬を使う？

やけどには？
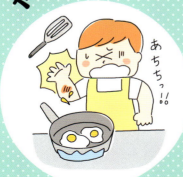

にきびには？
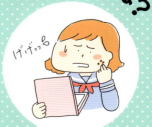

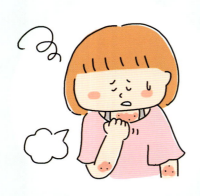

湿しん・かゆみ
→60〜61ページ

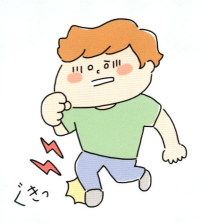

ねんざ
→64〜65ページ

皮膚やケガの状態を

それぞれに適した薬がある一方で、薬を使わないほうがよい場合もあるため、症状やケガの状態をよく確認しましょう。ふだんのケアや応急処置の知識をもっておくことも大切です。

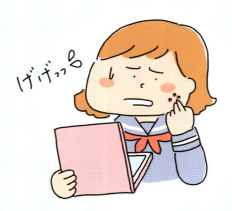

にきび
→62〜63ページ

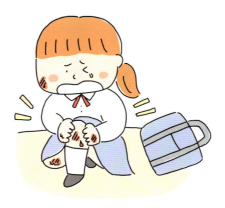

すり傷・切り傷
→66〜67ページ

確認して選びます

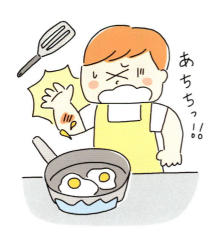

やけど
→68〜69ページ

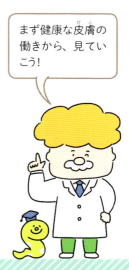

まず健康な皮膚の働きから、見ていこう！

③ 皮膚の症状やケガにはどんな薬を使う?

\ 皮膚の症状を見る前に…… /
健康な皮膚を見てみよう

皮膚は、体のほぼ全体を覆っています。うすい皮のようですが、じつは3層に分かれており、その中のさまざまな働きが体を支えています。

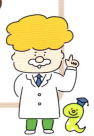

皮膚の役割

皮膚には、体を外の刺激から守る役割があります。皮膚の表面は「表皮」といい、その下に「真皮」、いちばん深いところには「皮下組織」があります。

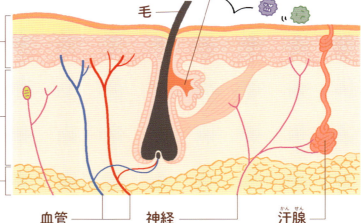

表皮
日光や細菌、ウイルス、ほこりなどから体を守る。

真皮
汗腺、脂腺、血管、神経がある。

脂腺
「皮脂」と呼ばれる脂ができるところ。脂は、毛穴から皮膚の表面に出て、悪い微生物がすみつかないようにしている。

皮下組織
皮膚と筋肉や骨をつなぐ。エネルギーをたくわえる働きもある。

血管
栄養分を運んだり、体温調節をしたりする。

神経
暑さ・寒さや、物にさわったときの感覚などを、脳に情報として伝える。

汗腺
汗の出るところ。汗は、体温を調節する役割がある。

皮膚はどんどん生まれ変わる

表皮の深いところでは、常に細胞分裂が起こり、新しい細胞が生まれています。古い細胞は表面へ押し上げられていき、表面まで出てきた古い皮膚は、最終的にあかになってはがれ落ちます。

③ 皮膚の症状やケガには どんな薬を使う？

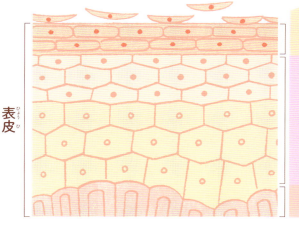

表皮

2週間
押しつぶされてかたくなる。

4週間
新しい細胞によって押し上げられていく。

細胞分裂し、新しい細胞が生まれる。

こうやって、皮膚は常に新しく元気な状態に保たれているんだね！

肌の質は変化する!?

皮膚の表面を「肌」といいます。肌の質は、年齢を重ねるごとに変わっていきます。一般的には、小さいときは乾燥しやすく、思春期になると、男女ともにホルモンの影響で皮脂の量が増えて、べたつきやすくなります。その後、皮脂の量が減っていき、表皮の水分が減りやすくなって、また乾燥しやすい肌になります。そのときの自分の皮膚の状態を把握して、適切なスキンケアを心がけることが大切です。

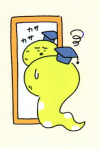

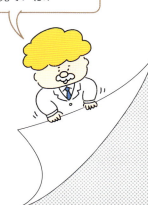

では、次のページから皮膚の症状を見ていくよ！

③ 皮膚の症状やケガにはどんな薬を使う？

湿しん・かゆみ

皮膚が外からの刺激に負けて、ブツブツや赤み、水ぶくれなどができたり、かゆみが起きたりします。

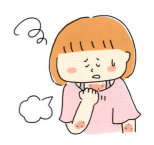

湿しんはどのように起きる？

外からの刺激には、細菌や、洗剤や化粧品、花粉やほこり、ダニなどが皮膚にくっつくことの他、他のものとこすれたり、つめでひっかいたりすることがあります。それによって伝達物質が出て血管がはれ、ブツブツや赤みができたり、かゆみを起こしたりします。

細菌や、洗剤や化粧品、花粉やほこり、ダニなどが原因で起こるのは「アレルギー」だよ。くわしくは50ページを見てね。

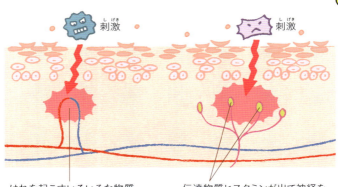

はれを起こすいろいろな物質が出て、血管がはれる。

伝達物質ヒスタミンが出て神経を刺激して、かゆみが起きる。

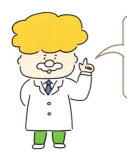

肌の弱い人は、皮膚の守りが弱いため、外からの刺激に負けやすいんだ。

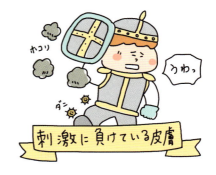

刺激に負けている皮膚

③ 皮膚の症状やケガにはどんな薬を使う？

どんな薬を使う？

患部に直接効かせるぬり薬や、内用剤があります。湿しんやかゆみのもととなる、血管のはれをおさえるステロイド（くわしくは51ページ）や、かゆみをおさえる抗ヒスタミン剤（くわしくは49ページ）を使います。

かゆみを起こす物質が働かないようにする

伝達物質ヒスタミンが細胞の受容体にくっついて神経を刺激しないように、受容体に入ってヒスタミンをブロックする。

効く成分
- ジフェンヒドラミン塩酸塩
- クロルフェニラミンマレイン酸塩

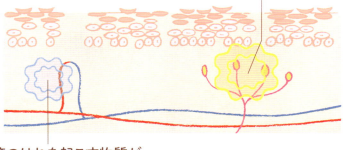

血管のはれを起こす物質ができないようにする

はれを起こすいろいろな原因物質に働いて、はれをおさえる。

効く成分
- フルオシノロンアセトニド
- プレドニゾロン

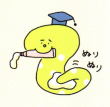

ジュクジュクした湿しんは細菌が入ってしまっているので、抗菌薬を使うこともあるよ。

湿しんやかぶれはこうやって予防する！

　湿しんやかぶれは、もともとの肌の強さが大きく関係します。肌が弱い人は、皮膚の防御力を高めると同時に、刺激となる物質をさけて予防しましょう。
　ふだんは、汗をすぐにふくなど肌を清潔に保ち、保湿剤などを使って乾燥を防いで、肌の状態を良好に保つことが大切です。そのうえで、まめに掃除をする、動物に近づかない、刺激の弱い洗剤や化粧品を使うなど、自分にとって刺激となるものをできる限りさけましょう。

③ 皮膚の症状やケガにはどんな薬を使う？

にきび

もともとの肌の性質やストレスなどが原因で、おでこやほおなどにできる吹き出物です。初期のにきびは白っぽく、悪化すると赤くなります。

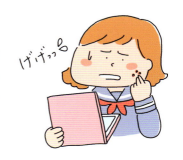

にきびはどうしてできる？

古い皮膚から新しい皮膚に生まれかわる働き（くわしくは59ページ）がうまくいかないと、毛穴付近の皮膚が必要以上にかたくなり、毛穴がふさがってしまいます。すると、ふだん毛穴から出されている皮脂が出られずにつまり、皮脂を栄養としている「アクネ菌」という菌がたくさん増えます。そして、その部分の皮膚は赤くなってはれ、にきびとなります。

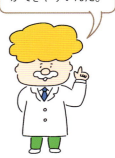

思春期には皮脂が増えるので、にきびができやすいんだ。

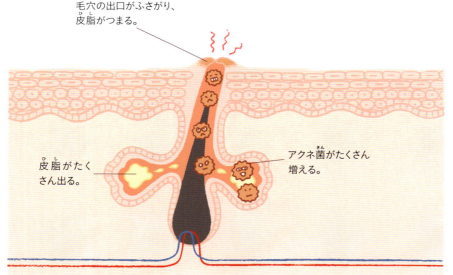

毛穴の出口がふさがり、皮脂がつまる。

皮脂がたくさん出る。

アクネ菌がたくさん増える。

どんな薬を使う？

皮膚のはれや赤みをおさえる、アクネ菌が増えるのを防ぐ、皮脂の量を正常にする、などの効果がある薬を使います。

また、1日に2回、殺菌清浄成分のある洗顔料で顔を洗い、清潔に保つことも効果的です。

> にきびは、つぶしちゃだめだよ！　あとが残るかもしれないからね。

③ 皮膚の症状やケガにはどんな薬を使う？

アクネ菌が増えないようにする
アクネ菌が増えないようにおさえ、皮脂を正常な状態にする。

効く成分
- スルファジアジン
- ホモスルファミン

はれや赤みをおさえる
はれや痛みを起こすいろいろな物質が働かないようにする。

効く成分
- イブプロフェンピコノール
- グリチルリチン酸ニカリウム

皮脂の量を正常にする
皮脂ができすぎないようにし、つまらないようにする。

効く成分
- ピリドキシン塩酸塩

アクネ菌をやっつける
アクネ菌をやっつけ、皮脂を正常な状態にする。

効く成分
- レゾルシン
- イソプロピルメチルフェノール

にきびはこうやって予防する！

にきびの予防には、肌を清潔にする、保湿するというスキンケアだけでなく、余分な皮脂ができないように規則正しい生活を送ることが大切です。食事ではあまいものや脂っこいものをなるべくひかえて、栄養バランスのよい食生活を心がけましょう。

また、新しい皮膚の生まれ変わりをうながすために、睡眠時間を十分にとり、ストレスをためないようにすることも大切です。

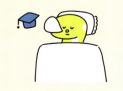

③ 皮膚の症状やケガにはどんな薬を使う？

ねんざ

関節を不自然な形にひねってじん帯や軟骨などが傷つき、はれや痛みが起こります。指や足首に起きやすいケガです。

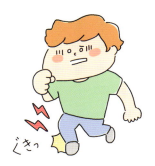

ねんざのとき、体はどうなっている？

骨と骨のつなぎ目である関節は、骨の周りのじん帯や軟骨などにより、スムーズに動くようになっています。ねんざをすると、関節が不自然な方向にひねられ、じん帯がのびたり切れたりして、血管が傷つきます。するとその部分ははれてきて、痛みが生じます。

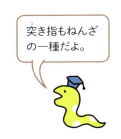

突き指もねんざの一種だよ。

足首の **ねんざ**の場合

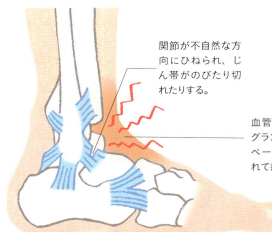

関節が不自然な方向にひねられ、じん帯がのびたり切れたりする。

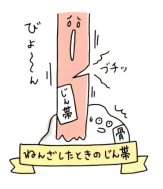

血管が切れる。プロスタグランジン（くわしくは17ページ）ができ、赤くはれて痛みを起こす。

どんな薬を使う?

ねんざをした直後で、患部が赤くはれている場合は、患部を冷やす薬を、赤みやはれがおさまったら、温める薬を使います。

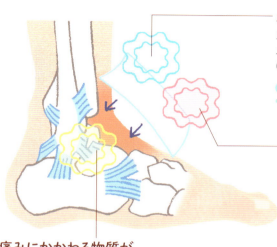

患部を冷やす

冷やすことで血管が縮まり、血の流れがゆるやかになって、はれや赤みをおさえる。

効く成分
- メントール
- dl-カンフル

患部を温める

温めることで血行がよくなり、はれや痛みをおさえる。

効く成分
- トウガラシエキス（カプサイシン）
- ノニル酸ワニリルアミド

痛みにかかわる物質ができないようにする

プロスタグランジンができないように働きかけ、はれや痛みをおさえる。

効く成分
- サリチル酸グリコール
- サリチル酸メチル

ねんざの応急処置 "RICE"

ねんざのときに基本とされる応急処置は4つ。それぞれの頭文字をとって、"RICE"と呼ばれます。ねんざはよくあるケガなので、覚えておくとよいでしょう。

REST（安静）
痛むところを動かさないようにして、安静にします。

ICE（冷やす）
氷や冷たい水、冷感湿布などで、患部を冷やします。

COMPRESSION（圧迫）
ひどくはれていたら、包帯などで圧迫し、内出血をおさえます。

ELEVATION（挙上）
患部を心臓よりも高くし、あまり血が回らないようにします。

---

③ 皮膚の症状やケガにはどんな薬を使う?

③ 皮膚の症状やケガにはどんな薬を使う？

すり傷・切り傷

転んだり、刃物などのするどい物で切ったりするなど、外からの刺激で皮膚が傷つくケガです。血管が切れてしまうと、傷から出血します。

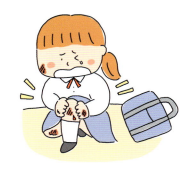

すり傷や切り傷って、どうなっている？

皮膚は傷つくと、すぐに修復を始めます。そのため、軽い傷であれば、傷口を清潔にしているだけで、特に何もしなくても治ります。

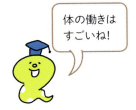

体の働きはすごいね！

1
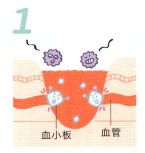
血小板　血管

皮膚に傷ができ、血管が切れて出血すると、血液中の血小板が血をかためて止める。

2
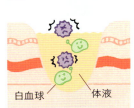
白血球　体液

体液が出てくる。体液中の白血球などの細胞が、ごみや細菌をとりのぞく。

3
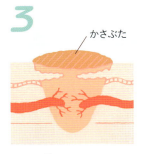
かさぶた

体液が乾いてかさぶたになり、その下で、新しい皮膚がつくられ、傷がふさがる。

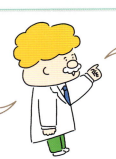

こんなふうに自然治癒力（くわしくは1巻14〜15ページ）が働くんだ。

傷の治療は、この働きを生かして行うよ。

66

自然治癒力を生かして治療する

　すり傷や切り傷には、薬を使わず、傷口から出てくる体液を生かして治す「湿潤療法」が一般的です。体液には傷を治す働きがあるので、その体液を傷口にとどめて治します。薬は、傷口がよごれているときのみ、消毒するものを使います。

湿潤療法で使う物　●ラップ　●ワセリン　●テープ、ガーゼ、包帯

1
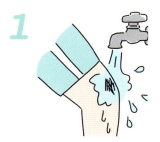
傷口を水道水できれいに洗う。

2
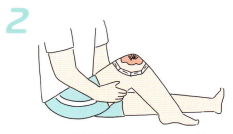
傷口をラップや湿潤療法用のばんそうこうで覆い、体液が乾かないようにする。ラップが傷口にはりつかないように、ワセリンをぬるとよい。ラップは、テープやガーゼや包帯で固定する。

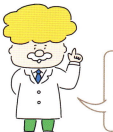
必要以上に消毒薬を使うと、その刺激で傷が余計にひどくなってしまうんだよ。

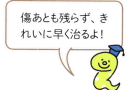
傷あとも残らず、きれいに早く治るよ！

> ### こんな傷は診療所・病院へ

　すり傷や浅い切り傷には、上で紹介したような湿潤療法が有効ですが、傷がひどいときは、診療所や病院へ行くようにしましょう。
　例えば、傷が深い、傷口のよごれがひどい、動物にかまれてしまった、くぎがささったなどの場合は迷わずに診療所や病院へ。傷口が化のうしたり、傷口から重い病気の原因となる菌が入る可能性があるためです。

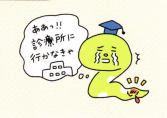
ああっ!!診療所に行かなきゃ

③ 皮膚の症状やケガにはどんな薬を使う？

③ 皮膚の症状やケガにはどんな薬を使う？

やけど

熱や化学薬品、放射線などによって、皮膚や体が傷つけられるケガです。軽いやけどでは、肌が赤くなり、ヒリヒリとした痛みが起きます。

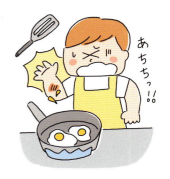

やけどのとき、体はどうなっている？

熱によるやけどは、傷の深さによって、起こる症状が変わります。傷の深さを深度といい、浅いほうからⅠ度、浅達性Ⅱ度熱傷、深達性Ⅱ度熱傷、Ⅲ度と分かれています。Ⅲ度のやけどをすると、新しい細胞がつくられなくなり、皮膚はもとにもどらないため、健康な皮膚を移植する手術などが必要になります。

深度を皮膚の断面図で見てみよう。

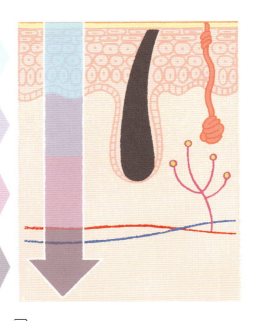

Ⅰ度　赤くなり、ヒリヒリと痛む。熱をもつ。

浅達性Ⅱ度熱傷　水ぶくれができたり、赤くなったり、ただれたりする。強く痛み、燃えるように熱く感じる。

深達性Ⅱ度熱傷　水ぶくれができたり、皮がはがれたりし、白からピンク色で、強く痛む。物を感じる働きが弱まる。

Ⅲ度　白や黒色になり、乾燥して毛がぬけやすくなる。痛みは感じない。

自然治癒力を生かして治療する

やけどをしたときは、まず応急処置として冷やすことが重要です。そのあと、顔以外の深度Ⅰ度の軽いやけどであれば、自然治癒力を生かし、湿潤療法（くわしくは67ページ）で治すことができます。ただ、あとが残ることもあるので、判断に迷った場合は診療所や病院へ行きましょう。

やけどの応急処置

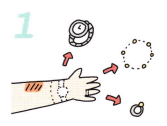

時計などをはずす
やけどの箇所ははれてくるため、血行が悪くならないように、時計やアクセサリーはできるだけすぐにはずす。

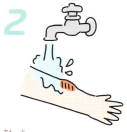

患部を冷やす
水道水やぬらした清潔なタオルなどを使い、痛みがなくなるまで15〜30分ほど冷やす。衣服が皮膚にくっついてしまっているときには、無理に脱がさず、上から水をかける。

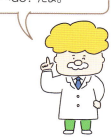

浅達性Ⅱ度熱傷以上のやけどや、広範囲をやけどした場合は、冷やしたら患部をやさしく覆って、診療所へGO！だよ。

熱くなくてもやけどする!?

普通のやけどは、さわってすぐに「熱い！」と感じる45℃以上の熱で起こります。しかし、45℃以下の、さわって「温かいな」と感じるくらいのものでも、長時間ふれているとやけどをしてしまいます。これを「低温やけど」といいます。低温やけどは、長時間にわたって熱を受けるため、皮膚の深いところまで傷つくのが特徴です。

低温やけどは、暖房グッズや暖房器具によって起こることが多くあります。使い捨てカイロを肌に直接当てたり、湯たんぽや電気あんか、電気カーペットや電気こたつを使ったまま眠ったりしないようにしましょう。

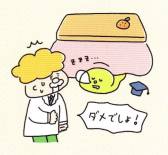

③ 皮膚の症状やケガにはどんな薬を使う？

がんにはどんな薬を使う？

日本人の死亡原因1位である、がん。そんな重い病気とたたかうために、さまざまな薬が開発されています。がんとは一体どんな病気で、どんな薬を使うのでしょうか。

がんってどんな病気？

体内の細胞の遺伝子が傷ついて「がん細胞」に変化し、その細胞がどんどん増えて、周りの組織をこわしていく病気です。がん細胞は体のどの部分にでもできる可能性があります。がんは、がん細胞が発生している臓器・組織の名前をとって種類別に分けられています。

生活習慣に気をつけることである程度予防できるけど、絶対にかからなくすることはできない病気なんだ。

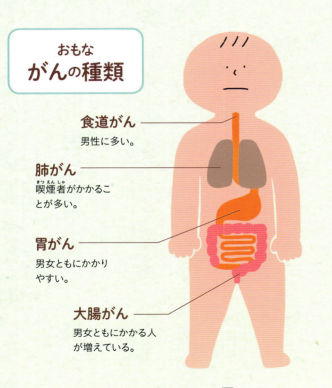

おもな **がんの種類**

食道がん
男性に多い。

肺がん
喫煙者がかかることが多い。

胃がん
男女ともにかかりやすい。

大腸がん
男女ともにかかる人が増えている。

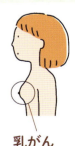

乳がん
女性に多い。

白血病
「血液のがん」といわれる。

どんなふうに発生し、進行する？

　細胞が「がん細胞」になる原因は、タバコや食べ物のこげ、放射線、ウイルスなどさまざまです。通常の細胞は、体にちょうどよいところで増殖を止めますが、がん細胞は増殖を止める機能がこわれているため、発生したあとどんどん増えていきます。そして周りの細胞をこわしていき、組織を働かなくしてしまうのです。また、がん細胞は「転移」といって、血液や体の組織の間を流れるリンパ液にのって体の他の場所に移り、そこで増殖していくこともあります。

がんの発生と転移

1 遺伝子が傷つく
細胞の遺伝子が傷つき、異常な細胞（がん細胞）が発生する。

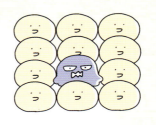

> がんの種類や進行の度合いによって、身体機能の低下や体の痛みなどの症状が出るよ。

2 がん細胞が増える
どんどん増えて、周りの細胞をこわし、組織を働かなくする。

3 全身に広がる
血管に入りこむなどして体の中を移動し、転移する。転移した場所で、また増殖していく。

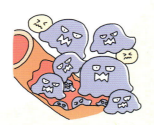

どんな薬を使う？

がんの治療に使われる薬には、抗がん剤などがあり、がん細胞の働きを止めて、症状の進行や転移を防ぎます。抗がん剤には、大きく分けて2種類あります。

活発に増える細胞の働きをおさえる薬

どんどん増殖していくというがん細胞の特徴に着目し、そのような細胞の働きをおさえる薬。ただ、正常な細胞でも、髪の毛をのばしたり、血液をつくったりする細胞は増殖が速いので、それらの細胞の働きもおさえられ、副作用が起こりやすいというデメリットがある。

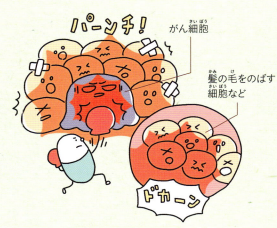

がん細胞だけの働きをおさえる薬

近年開発された抗がん剤。がん細胞だけに含まれる遺伝子やたんぱく質などの「分子」をねらって攻撃するため、他の正常な細胞に与えるダメージが少ない。そのため、副作用が比較的少なくて済むのが特徴。今後の活躍が期待される薬。

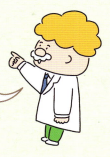

このように特定の分子をねらって攻撃する薬は「分子標的薬」と呼ばれるよ。

痛みを和らげる薬もあわせて使う

　がんになると、がん細胞による周りの神経への刺激や、がん細胞が分泌する液によって痛みが生じます。そこで、治療には抗がん剤とあわせて痛みを和らげる薬（鎮痛剤）も使います。痛みの強さは、症状の進行の度合いや患者さんのつらさなどをもとに、弱いほうから軽度、中等度、高度に分けられ、それぞれに応じた鎮痛剤を使うのが基本とされています。

痛みの強さと使う薬

WHO（世界保健機関）がすすめている、がんの鎮痛剤の使い方。痛みが強く薬が効かない場合は、段階を上げていきます。

第3段階
中等度〜高度の強さの痛み
使う薬　モルヒネ など

痛みが強くなる

第2段階
軽度〜中等度の強さの痛み
使う薬　リン酸コデイン など

痛みが強くなる

第1段階
軽度の強さの痛み
使う薬　アスピリン、アセトアミノフェン など

「リン酸コデイン」や「モルヒネ」は、麻薬……じゃないの？

よいところに気がついたね。確かに、麻薬でもある。

でも、それだけじゃないんだよ。次のページを見てみよう。

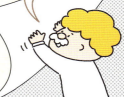

麻薬なのに、使っていいってどういうこと？

モルヒネは、大麻や覚せい剤などと同じように法律で禁止されている薬物です。しかしじつは、きちんと使うと私たちを助ける「薬」にもなるのです。

適量を使えば鎮痛剤になる

モルヒネは、「医療用麻薬」といって、医師が医療に使うことを許可された麻薬です。使い方や管理に関して法律で厳しく定められており、おもにがんによる体の痛みを和らげる鎮痛剤として使われています。「モルヒネ＝麻薬＝危険」というわけではないのです。

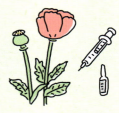

モルヒネは、ケシの実からとれるアヘンに含まれる成分。

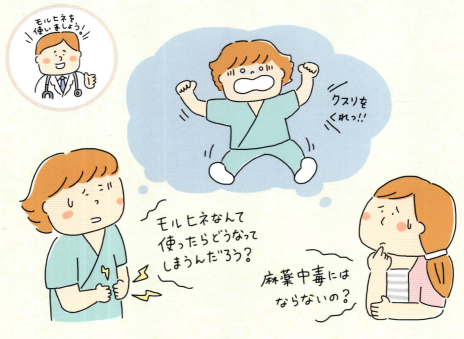

モルヒネは、使い方によって よくも悪くも作用する

　モルヒネは、医師の正しい管理のもとに使用すれば、痛みを和らげる効果を発揮して、よい薬として使うことができます。しかし、使い方をまちがえると薬物乱用につながり、心身に悪影響をおよぼす危険な薬物になります。

正しく使うと……

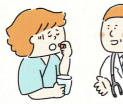
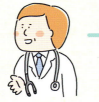
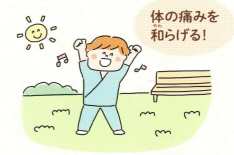

体の痛みを和らげる！

専門家の判断で、痛みの強さに応じて量を増やしたり減らしたりしながら使う。

痛みが和らぎ、患者さんがより自分らしい生活を送れるようになる。

使い方をまちがえると……

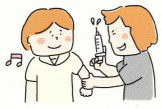
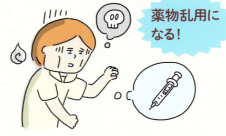

薬物乱用になる！

がんの患者さんではない人が勝手に使う。

脳が直接ダメージを受け、心身の健康がこわれる。使うのをやめられなくなる「依存」が起こる。

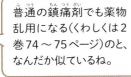

普通の鎮痛剤でも薬物乱用になる（くわしくは2巻74～75ページ）のと、なんだか似ているね。

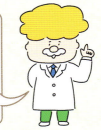

使い方しだいで、薬は体にとってよいものにも悪いものにもなるんだ。だから、薬について正しい知識をもって、上手に活用していくことがとっても大切なんだよ。

索引
さくいん

あ	アトピー性皮膚炎	50〜51
	アレルギー	40、48、50〜51
	アレルギー性結膜疾患	50〜51
	アレルギー性鼻炎	50〜51
	アレルゲン	48、50
	胃	34、36〜39、52〜53
	胃液	34、37
	胃酸	34、38〜39
	胃腸薬	37
	胃痛	38〜39
	胃粘液	34、38〜39
	胃もたれ	36〜37
	インフルエンザ	19、28〜29
	ウイルス	19、24〜29
	応急処置	65、69
か	風邪	24〜26、28
	風邪薬	25
	花粉症	48〜49
	かゆみ	50、60〜61
	がん	70〜73、75
	気管支ぜんそく	50〜51
	拮抗薬	15
	切り傷	66〜67
	緊張型頭痛	30〜31
	けいれん性便秘	45
	下痢	35、40〜43、47、50
	健胃剤	37
	抗アレルギー剤	49、51
	抗インフルエンザ薬	19
	抗がん剤	72〜73
	抗菌薬	19、61
	酵素	16〜17、20
	抗体	48
	抗ヒスタミン剤	49、51、61

さ 細菌 18〜19、24〜27、35、40、42〜43、46、51、60〜61、66

細胞 14〜15、18〜20、59、61、70、72

細胞壁 18〜19

作用薬 15

弛緩性便秘 45

子宮筋腫 33

子宮内膜症 33

脂腺 58

自然治癒力 67、69

湿潤療法 67、69

湿しん 50、60〜61

受容体 14〜15、34、39

小腸 35

食あたり 40、42

食物アレルギー 50〜51

頭痛 30〜31、33、54

ステロイド 51、61

ストレス 30〜31、38、41、43、45、47、62〜63

すり傷 66〜67

整腸剤 43

生理痛 32〜33

せき 24、26〜28、50

セルフケア 6〜7

セルフメディケーション 7〜9

ぜん動運動 36〜37、45〜46

総合感冒薬 25

た 大腸 35、40〜46

たん 24、26〜28

腸 34〜35、37、52〜53

直腸性便秘 45

	鎮痛剤	31、33、73〜75
	低温やけど	69
	伝達物質	14〜15、17、26、34、39、48〜49、51、53、60〜61
な	にきび	62〜63
	熱（風邪・インフルエンザ）	24〜25、28
	ねんざ	64〜65
	のどの痛み	24、26
	乗り物酔い	52〜53
は	鼻づまり	24〜25、50
	鼻水	15、24〜28、48〜50
	ヒスタミン	15、25〜26、34、39、48〜49、51、53、60〜61
	皮膚	20、58〜63、66、68〜69
	肥満細胞	48〜49
	プロスタグランジン	17、25〜26、28、31〜33、64〜65
	ペプシン	34
	片頭痛	30〜31
	便秘	44〜47
	暴飲暴食	40〜41、43
ま	麻薬	73〜75
	目の疲れ	54
や	薬物アレルギー	50〜51
	薬物乱用	75
	やけど	68〜69
	酔い止め	53
わ	ワクチン	19

薬の成分索引

あ
アスパラギン酸カリウム ……… 54
アスピリン ……………… 25、31、33、73
アセトアミノフェン ……… 25、31、33、73
アンブロキソール塩酸塩 ……… 26
イソプロピルメチルフェノール … 63
イブプロフェン ……………… 25、31、33
イブプロフェンピコノール …… 63
ウイキョウ ……………………… 37
エテンザミド ………………… 31、33
L-カルボシステイン …………… 26
オウレン ………………………… 37
オセルタミビル ………………… 29

か
カプサイシン …………………… 65
カルニチン塩化物 ……………… 37
グリチルリチン酸ニカリウム …… 63
クロモグリク酸ナトリウム …… 25、49
クロルフェニラミンマレイン酸塩 … 25、49、53、61
ケトチフェンフマル酸塩 ……… 49

さ
ザナミビル ……………………… 29
サリチル酸グリコール ………… 65
サリチル酸メチル ……………… 65
酸化マグネシウム ……………… 46
シアノコバラミン ……………… 54
ジオクチルソジウムスルホサクシネート … 46
次硝酸ビスマス ………………… 43
ジヒドロコデインリン酸塩 …… 26
ジフェニルピラリン塩酸塩 …… 49
ジフェンヒドラミン塩酸塩 …… 61
ショウキョウ …………………… 37
スコポラミン臭化水素酸塩水和物 53
スルファジアジン ……………… 63
セトラキサート塩酸塩 ………… 39
センナ …………………………… 46
センノシドカルシウム ………… 46

た
炭酸水素ナトリウム …………… 39
タンニン酸アルブミン ………… 43

沈降炭酸カルシウム …………… 42
dl-カンフル …………………… 65
dl-メチルエフェドリン塩酸塩 … 26
天然ケイ酸アルミニウム ……… 42
トウガラシエキス ……………… 65
銅クロロフィリンナトリウム …… 39
トコフェロール酢酸エステル … 54
トラネキサム酸 ………………… 26

な
納豆菌 …………………………… 43、46
乳酸菌類 ………………………… 43、46
ノニル酸ワニリルアミド ……… 65

は
ピリドキシン塩酸塩 …………… 54、63
ファモチジン …………………… 39
プソイドエフェドリン塩酸塩 … 25
プランタゴ・オバタ種子 ……… 46
フルオシノロンアセトニド …… 61
プレドニゾロン ………………… 61
ブロムヘキシン塩酸塩 ………… 26
ペラミビル ……………………… 29
ベルベリン塩化物水和物 ……… 42
ホモスルファミン ……………… 63

ま
メキタジン ……………………… 49
メクリジン塩酸塩 ……………… 53
メントール ……………………… 65
モルヒネ ………………………… 73〜75

ら
酪酸菌 …………………………… 43、46
ラニチジン塩酸塩 ……………… 39
ラニナミビル …………………… 29
硫酸マグネシウム ……………… 46
リン酸コデイン ………………… 73
レゾルシン ……………………… 63
レチノールパルミチン酸エステル … 54
ロートエキス …………………… 39、43
ロキソプロフェン ……………… 25
ロペラミド塩酸塩 ……………… 43

監修／一般社団法人 日本くすり教育研究所　加藤 哲太

1947年、岐阜県生まれ。岐阜薬科大学卒、薬学博士。元東京薬科大学薬学部教授。一般社団法人 日本くすり教育研究所 代表理事。小・中・高等学校において、薬の正しい使い方やたばこの害、薬物乱用防止、アンチドーピングに関する講義や体験実習などを行い、青少年の薬教育の拡大を目指している。おもな著書・監修書に『今日からモノ知りシリーズ トコトンやさしい薬の本』（日刊工業新聞社）、『徹底図解でわかりやすい！ 本当に効く薬の飲み方・使い方』（実業之日本社）などがある。
一般社団法人 日本くすり教育研究所 http://jide.jp/

編著／WILL こども知育研究所

幼児・児童向けの知育教材・書籍の企画・開発・編集を行う。2002年よりアフガニスタン難民の教育支援活動に参加、2011年3月11日の東日本大震災後は、被災保育所の支援活動を継続的に行っている。主な編著に『医療・福祉の仕事 見る知るシリーズ』（保育社）、『ビジュアル食べもの大図鑑』、『やさしく わかる びょうきの えほん』全5巻（金の星社）など。

？（ギモン）を！（かいけつ）くすりの教室③
くすりと体の関係は？

2018年1月5日発行　第1版第1刷©

監　修　加藤 哲太

編　著　WILL こども知育研究所

発行者　長谷川 素美

発行所　株式会社保育社
　　　　〒532-0003
　　　　大阪市淀川区宮原3−4−30
　　　　ニッセイ新大阪ビル16F
　　　　TEL 06-6398-5151
　　　　FAX 06-6398-5157
　　　　http://www.hoikusha.co.jp/

企画制作　株式会社メディカ出版
　　　　　TEL 06-6398-5048（編集）
　　　　　http://www.medica.co.jp/

編集担当　中晨亜衣／栗本安津子
編集協力　株式会社ウィル
　　　　　（中越咲子／清水理絵／姉川直保子）
装　　幀　梅井靖子（フレーズ）
イラスト　高村あゆみ／やまおかゆか
印刷・製本　株式会社シナノ パブリッシング プレス

本書の内容を無断で複製・複写・放送・データ配信などをすることは、著作権法上の例外をのぞき、著作権侵害になります。

ISBN978-4-586-08590-3　　　Printed and bound in Japan
乱丁・落丁がありましたら、お取り替えいたします。